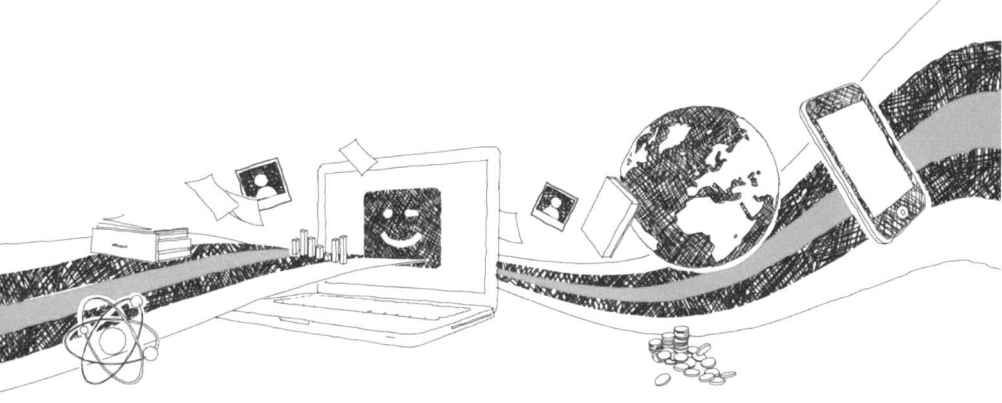
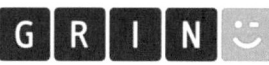

Lena Kölblin

Die Grippe - Epidemie trotz Impfung?

GRIN Verlag

Bibliografische Information der Deutschen Nationalbibliothek:

Die Deutsche Bibliothek verzeichnet diese Publikation in der Deutschen National-
bibliografie; detaillierte bibliografische Daten sind im Internet über http://dnb.d-
nb.de/ abrufbar.

Impressum:

Copyright © 2007 GRIN Verlag GmbH
Druck und Bindung: Books on Demand GmbH, Norderstedt Germany
ISBN: 978-3-640-19781-1

Dieses Buch bei GRIN:

http://www.grin.com/de/e-book/117357/die-grippe-epidemie-trotz-impfung

DIE GRIPPE –
EPIDEMIE TROTZ
IMPFUNG?

ausgearbeitet von Lena Kölblin

Hausarbeit in M 8

Grundlagen der Sozialmedizin

Datum:16.05.2008

FH Braunschweig/Wolfenbüttel

Fachbereich Sozialwesen

INHALTSVERZEICHNIS

1. Einleitung   Seite 3

2. Influenza - Das Krankheitsbild   Seite 4

3. Epidemisches Verhalten des Grippevirus'   Seite 7

4. Die Impfung und ihre Wirkung   Seite 10

5. Schlussfolgerungen und Fazit   Seite 13

   Literaturverzeichnis   Seite 14

Kapitel 1: Einleitung

In der aktuellen Debatte taucht immer wieder die Thematik der Grippe und ihrer Folgen auf. Medien streuen Artikel mit Inhalten wie „Bräche eine Grippepandemie aus, sähe Braunschweig schnell aus wie in einem Katastrophenfilm" (neue Braunschweiger vom 27.04.08). Doch ist all dieses nur Panikmache oder ist an diesen Behauptungen ein wahrer Kern? Sind die ständigen Aufforderungen zur Vorsorge und Impfung lediglich ein neuer Kapitalansatz für die Pharmaindustrie oder befinden wir uns tatsächlich in einer Warnperiode? Nach Experten ist es nur noch eine Frage der Zeit, wann eine weltweite Pandemie ausbrechen wird, dass diese Vorhersage real ist, bezweifelt angeblich niemand mehr (vgl. neue Braunschweiger vom 27.04.08).

Doch was verbirgt sich hinter dem Phänomen „Grippe" überhaupt? Volkstümlich gesehen ist die Grippe eine „durch Viren erzeugte Krankheit, die mit Husten, Schnupfen, Fieber, Kopf- und Gliederschmerzen verbunden ist" (Büntig 1996, 473) oder schlicht „eine Infektionskrankheit" (Wissenschaftlicher Rat der Dudenredaktion 1996, 326), abstammend von dem französischen Nomen „la grippé". Zusammenfassend stellt die Grippe eine Krankheit durch Viren erzeugt dar, welche die von der Bevölkerung oft erlebten Begleiterscheinungen wie Schnupfen und Kopfschmerzen äußert.

All dieses hat vermutlich ein Großteil der Menschheit schon einmal in der einen oder anderen Form erlebt. Wo jedoch fängt eine Grippe wirklich an? Eine normale Erkältung hat wahrscheinlich jeder bisher überlebt, jedoch wird bei dieser nicht solch ein Medienrummel veranstaltet. Sind Schlagzeilen wie „Stadt wappnet sich mit einem Pandemieplan gegen Folgen einer globalen Vogelgrippewelle" (neue Braunschweiger vom 27.04.08) sprichwörtlich an den Haaren herbeigezogen? Und weswegen muss man sich jährlich neu impfen lassen? Bei anderen Krankheiten wie z.B. Tetanus ist die Zeit bis zur Auffrischung der Impfung doch wesentlich länger.

Wo besteht die tatsächliche Gefahr der Grippe bzw. gibt es überhaupt eine und welche Personengruppen sind besonders davon betroffen oder kann es jeden egal welchen Alters und Geschlechts treffen? Mit all diesen Fragen und ihren möglichen Antworten und Ansätzen werden sich die nächsten Kapitel beschäftigen und dabei natürlich auch auf Zukunftsausblicke und aktuelle Tat- und Forschungsbestände eingehen.

Kapitel 2: Influenza – Das Krankheitsbild

Fragen wie diese sollen einen Anreiz daran geben und Interesse wecken, auf was es bei der Grippe wirklich ankommt, wie sie wirklich verläuft, wer eigentlich davon besonders betroffen ist und natürlich wie man sich wirkungsvoll dagegen schützen kann. Um dieses wissenschaftlich ergründen zu können, muss zunächst einmal das Krankheitsbild der Influenza geklärt werden.

Definition

Die etymologische Nominaldefinition von Influenza stammt von dem lateinischen Verb „influere – unbemerkt eindringen, sich einschleichen" (Langenscheidt 2001, 644) ab und spiegelt die volkstümliche Meinung über die Krankheit wieder. Nach dem klinischen Wörterbuch Pschyrembel ist die Grippe eine epidemisch oder pandemisch auftretende Infektionskrankheit, verursacht durch das Influenza-Virus und wird übertragen durch die so genannte Tröpfcheninfektion (vgl. Pschyrembel 2004, 690).

Die Übertragung findet also beim Sprechen, Niesen oder Husten des Infizierten an sein jeweiliges Umfeld statt. Jeder Kontakt mit einem solch infizierten Menschen kann daher auch potentiell zu einer Ansteckung bzw. Infektion mit dem Influenza-Virus führen.

Das Virus

Man differenziert bei dem Influenza-Virus zwischen den drei Typen A, B und C.
Das Virus zeichnet sich durch eine äußerst hohe Antigenvariabilität, welches soviel wie eine ständige Veränderung des Virenstammes bedeutet, aus. Nur die Typen A und B sind für den Menschen von Relevanz. Typ A löst bei Mensch wie auch Tier die Infektionskrankheit Grippe aus, hauptsächlich jedoch tritt es bei Vögeln auf, daher werden die Viren des Typ' A auch aviäre Influenza-Viren genannt.
Der Typ B kann wie das Robert-Koch-Institut ausführt ausschließlich beim Menschen Erkrankungen hervorrufen (Februar 2008).

Symptome

Die Grippe beginnt mit plötzlichem Fieber und Pharyngitits, Rachenbeschwerden, auch Frösteln kann auftreten. Auch Heiserkeit und Reizhusten sowie Schmerzen in Gliedern, Muskeln, Kreuz und Kopf sind nach Lange/Vogel typische Begleiterscheinungen (2004, 36). Eventuell können auch Erbrechen, Leibesschmerzen oder Durchfälle Anzeichen für die Grippe sein, jedoch kann potenziell jedes Organsystem toxisch geschädigt werden, was auch zu unterschiedlichen Symptomen führen kann. Zudem gilt es zu beachten, an welchem Virenstamm man erkrankt ist. Erbrechen und Durchfall sind beispielsweise Symptome für eine Magen- und Darmgrippe.

Tab. 1 Leitsymptome zur Diagnose der Influenza gegenüber dem grippalen Infekt

Symptome	Influenza	Grippaler Infekt
Beginn der Erkrankung	plötzlich, rasche Verschlechterung	graduell, allmähliche Verschlechterung
Fieber	Fieber bis 41°C, Frösteln, Schweißausbrüche	leichte Temperatur
Muskelschmerzen	starke Muskel- und Gelenkschmerzen	gering
Kopfschmerzen	stark, bohrend	gelegentlich, leicht, dumpf
Müdigkeit, Abgeschlagenheit	schwer, postgrippale Asthenie (2-3 Wochen)	gering
Halsschmerzen	stark, Schluck- beschwerden	häufig Halskratzen
Schnupfen	manchmal	häufig Niesen verstopfte/laufende Nase

Quelle: Lange W, Vogel GE. Influenza – Klinik, Virologie, Epidemiologie, Therapie und Prophylaxe. 2. Auflage 2004, ABW Wissenschaftsverlag, S. 36

Da der einzelne Verlauf je nach betroffenem Organssystem so unterschiedlich sein kann, können zudem noch Hypertonie oder hämorrhagische Diathese, Nasenbluten und Bluthusten, und viele weitere Symptome auftreten. Die Inkubationszeit beträgt ein bis drei Tage, ansteckend ist man bereits ca. 24h vor dem Auftreten der eigenen Symptomatik. „Bei einem unkomplizierten Verlauf bilden sich die Erscheinungen nach wenigen (4-8) Tagen zurück" (Pschyrembel 2004, 690).

Komplikationen

Speziell bei älteren Menschen, die aufgrund ihres Lebensalters meist schon andere Erkrankungen wie Diabetis oder Bluthochdruck haben und dadurch bereits ein geschwächtes Immunsystem, können Sekundärinfektionen auftreten. Die spezifische Immunabwehr des Menschen ist durch die Grippe bereits geschwächt und bietet kaum Schutz vor weiteren Infektionen.

„80-100% der Grippetodesfälle" (Pschyrembel 2004, 690) entstehen durch Sekundärinfektionen, meist Pneumonie oder Brochopneumonie, allerdings sind auch Bronchitis, Entzündungen von Nasennebenhöhlen und Mittelohr, Kreislaufinsuffizienz sowie eine Beteiligung des Nervensystems an der Erkrankung wie Meningitis möglich.

Diagnose und Therapie

Eine sichere Diagnose kann durch das Blutbild erstellt werden, jedoch ist ein Virennachweis auch im Rachensekret und Stuhl möglich. Die Prognose zur Gesundung ist bei einem unkomplizierten Verlauf günstig. Bei einem toxischen Verlauf der Krankheit wird Rekonvaleszentenserum, ein Serum aus Blut, das von Menschen gewonnen wird, die einen toxischen Verlauf überlebt haben und daher bereits Antikörper in ihrem Blut gebildet haben, verabreicht. Sind lediglich die gängigen Grippesymptome zu beobachten, reichen wie das Robert-Koch-Institut formuliert antivirale Arzneimittel, welche das Lösen des Virus bei der Freisetzung aus der Zelle blockieren und daher keine neuen Zellen infiziert und befallen werden können, aus (Februar 2008). Nur bei einer Sekundärinfektion wird gewöhnlich ein Antibiotikum verabreicht.

Meldepflicht

Besteht der begründete Verdacht auf eine Erkrankung am Influenza-Virus müssen zwingend Tests zur Bestätigung oder als Ausschluss vorgenommen werden. Ist der Test positiv, muss umgehend eine Meldung beim Gesundheitsamt erfolgen. Influenza-Erkrankungen unterliegen der Meldepflicht nach „§ 7 Abs. 1 Nr. 24 IfSG" (Robert-Koch-Institut, Februar 2008). Dieses „übermittelt gemäß § 11 Abs. 1 IfSG an die zuständige Landesbehörde nur Erkrankungs- oder Todesfälle und Erregernachweise, die der Falldefinition gemäß § 4 Abs. 2 Nr. 2 Buchst. a IfSG entsprechen" (Robert-Koch-Institut, Februar 2008).

Erläuterung

Wie man anhand der bisherigen Dokumentation über die Grippe erkennen kann, ist nicht der Krankheitsverlauf der Grippe selbst der Verursacher des Todes und den befürchteten Schlagzeilen, sondern die Sekundärinfektionen, die durch die Grippe und das bereits geschwächte Immunsystem auftreten. Es gibt bestimmte Gruppen der Bevölkerung, die besonders von diesen betroffen sind, hier sind bereits Kranke, Kinder oder ältere Menschen zu nennen. Doch die Frage, wieso man sich dann gegen die Grippe und nicht gegen die Sekundärinfektionen impfen soll, falls dieses möglich wäre, bleibt weiterhin offen. Insbesondere, warum man sich überhaupt jedes Jahr die Impfung auffrischen lassen soll.

Kapitel 3: Epidemisches Verhalten des Grippevirus'

Sich auf der Außenseite des Virus' befindene „Proteinantigene" namens „Neuraminidase und Hämagglutinin" rufen eine „erhebliche Antigenvariabilität" (Pschyrembel 2004, 862ff) hervor. „Variabilität" ist „der Zustand der Veränderbarkeit bzw. die Möglichkeit zwischen verschiedenen Formen zu wählen" (Büntig 1996, 1241), ein Antigen ist nach Pschyrembel eine Substanz, die in einem Immunsystem eine Abwehrhaltung hervorruft, weswegen dieses Antikörper dagegen auszubilden beginnt (2004, 94).

Somit ist eine Antigenvariabilität in Bezug auf den Influenza-Virus die Möglichkeit seinen Zustand ständig so zu verändern, dass ein Immunsystem gezwungen ist, stetig eine spezifische Immunantwort in Form von Antikörpern zu bilden.

Antigendrift

„Drift" stammt aus dem englischen und bedeutet „Bewegung" oder „Verwehung" (Cornelsen & Oxford University Press 1996, 82), Antigendrift bedeutet folglich eine Veränderung des Antigens, dadurch entsteht dann ein Verlust der zuvor erworbenen Immunität durch Antikörper, da das neue Antigen nicht identisch mit dem alten ist. Diese Veränderung entwickelt sich nach dem klinischen Wörterbuch Pschyrembel meist über Jahre hinweg (2004, 95). Diese Drift-Varianten rufen die jährlich auftretenden Grippewellen hervor, weswegen der Impfstoff ständig an die neue Variante angepasst werden muss.

Antigenshift

„Shift" bedeutet soviel wie „Wandel", „Verlagerung" oder „Verschiebung" (Cornelsen & Oxford University Press 1996, 256). Bei dem Virenstamm der Influenza entsteht folglich eine Verschiebung, „eine plötzlich auftretende (…) meist erhebliche Veränderung der Spezifität eines Antigens", woraus „neue Subtypen entstehen können" (Pschyrembel 2004, 95). Das Virus kann sich somit plötzlich verändern und einen neuen Subtypen entstehen lassen, der zuvor nicht in der Bevölkerung existiert hat. Diese Veränderung ist verantwortlich für die weltweit auftretenden Grippepandemien.

Erläuterung

Eine Antigenvariabilität des Influenza-Virus' zeichnet sich folglich durch Veränderung seiner Antigens aus, was für ein Immunsystem einen stetigen Wechsel an auf es einprasselnde Substanzen bedeutet. Es muss ständig seine spezifische Immunabwehr anpassen, um dem Wechsel seines Virenumfelds standhalten zu können. Man unterscheidet hierbei zwischen sich über Jahre hinweg entwickelnde und plötzlichen Veränderungen. Unpraktischerweise ist nach einer solchen

Veränderung, sei es nun spontan oder langfristig absehbar, die geimpfte Substanz völlig wirkungslos gegen das neue Antigen, man steht komplett ohne Schutz gegen dieses neu entstandene Virus in der Umwelt und ist theoretisch aus allen Richtungen angreifbar.

Epidemie

Das Nomen Epidemie stammt aus dem griechischen, „Epi = über" und „demos = Volk", und steht für ein „gehäuftes Auftreten einer Krankheit (…) in der Bevölkerung eines bestimmten Gebietes und während einer bestimmten Zeit" (Gutzwiller / Paccaud 2007, 496). Als Epidemie wird folglich eine das gesamte Volk plötzlich betreffende Krankheit bezeichnet. Wie bereits erläutert, verändert sich das Virus der Grippe rasant, die große Panik vieler Menschen ist eine Grippe-Epidemie.
Doch welche Menschen sind eigentlich die potentiell Gefährdeten einer solchen Grippekatastrophe?

Risikogruppen

Personen, die ein besonderes Risiko haben, dass sie einerseits an Grippe erkranken und welche andererseits mit Komplikationen zu rechnen haben, gehören zu einer so genannten Risikogruppe. Nach Gutzwiller / Paccaud sind besonders Patienten mit chronischen Herz-Lungen-Krankheiten, chronischen Stoffwechselstörungen, Niereninsuffizienz usw. und Personen über 65 Jahre (2007, 334).

Ältere Menschen haben oft ein bereits geschwächtes Immunsystem, der Körper ist nicht mehr so jung und frisch wie früher einmal, man braucht länger um wieder zu gesunden. Ein solcher Körper ist für einen Influenza-Virus ein *gefundenes Fressen*.

Die natürlichen Abwehrmechanismen sind oft geschwächt und typisch für Alter sind auch Begleiterkrankungen wie Bluthochdruck oder Diabetis, welche das Abwehrsystem weiterhin schwächen. Genauso verhält es sich bei bereits Erkrankten. Das Immunsystem ist bereits durch eine andere eventuell chronische Krankheit derartig angegriffen, dass es bei Befall mit dem Virus keine großartige Gegenwehr mehr leisten kann.

Schlussfolgerung

Die Möglichkeit einer plötzlichen und ungeahnten Grippeepidemie besteht zu jeder Zeit, auch wenn viele sie nicht wahrhaben wollen. Viele Städte rüsten sich mit speziellen Katastrophenschutzplänen vor dem Supergau. Speziell für die Risikogruppen, welche einen beträchtlichen Teil der gesamten Bevölkerung ausmachen, sieht es durch das epidemische Verhalten des Grippevirus' nicht rosig aus. Jederzeit könnte sich das Virus schlagartig und auch oft unvorhersehbar verändern, doch was kann man überhaupt selbst dagegen tun, um eine Infektion zu vermeiden?

Kapitel 4: Die Impfung und ihre Wirkung

Definition

Eine Impfung ist die „Zuführung einer Substanz in den Körper(...), die die Bildung von Antikörpern ermöglicht und ihn so vor bestimmten Krankheiten schützt." (Büntig 1996, 558). Also ist Impfen nichts anderes, als den Körper gegen einen bestimmten Erreger zu immunisieren durch Zuführung eines Mittels, welches die Bildung von Antikörpern auslöst.

Schutzimpfungen sind „Maßnahmen der medizinischen Prävention", der Körper wird durch „Antigene enthaltende Impfstoffe immunisiert." (Waller 2002, 120). Das Immunsystem des Körpers ist dadurch entweder zeitlich begrenzt wie beim Influenza-Virus oder lebenslang dazu fähig, seinen Schutz in Form von Antikörpern zu bilden.

Wirkung

„Influenza-Impfstoffe besitzen die Besonderheit, dass ihre Stammzusammensetzung jedes Jahr an die aktuelle epidemiologische Situation angepasst werden muss." (Paul-Ehrlich-Institut 2008). Wie bereits erläutert, verändert sich der Influenza-Virus plötzlich bzw. langfristig. Bei einer Impfung wird jedoch nur der Schutz gegen ein Antigen gewährt, alle anderen sich möglicherweise bildenden Virenstämme oder Virenvariationen sind nicht durch eine einzige Impfung als potentieller Krankheitserreger für den Geimpften ausgeschlossen. Die Wirkung der Impfung und somit der voll Impfschutz setzt nach Robert-Koch-Institut jedoch erst ca. zwei Wochen nach der Zuführung ein (Februar 2008). Plant man daher, sich impfen zu lassen, muss man sich darüber im Klaren sein, wann der Impfschutz einsetzt, des Weiteren wird eine Impfung im Herbst jeden Jahres von den Experten empfohlen, da der Körper im Winter ein schwächeres Immunsystem als im Sommer aufweist, sei es beispielsweise nur, weil wenig frische Vitamine zugeführt werden können.

Forschung

Problematisch bei einer Grippeschutzimpfung ist, dass der Virenstamm sich zwar ständig verändert, die Impfung sich allerdings nicht ständig an das Virus anpasst bzw. es zwar versucht, es jedoch eine gewisse Zeit dauert, bis man einen Impfstoff entwickelt hat und den auch noch in den Massen produziert hat, dass er für den Großteil der Bevölkerung zugänglich ist. Verändert sich das Virus benötigt der Körper eine neue spezifische Immunabwehr, die bisherige ist einfach nutzlos. Aus diesem Grund sollte man sich jährlich die Impfung auffrischen lassen.
Die Forschung versucht dabei herauszufinden, in welche Weise sich das Virus bereits verändert hat und entwickelt dafür einen neuen Impfstoff. Das weitere Problem dabei ist, dass sich das Virus teilweise schneller verändern kann, als die Forschung mit erforschen nachkommt.

Welche Personengruppen sollten sich impfen lassen?

Doch wer muss sich eigentlich impfen lassen bzw. wem sollte es nahe gelegt werden? Nach Gutzwiller / Paccaud sollten sich einerseits die Personen impfen lassen, die zu den Risikogruppen gehören, andererseits aber auch diejenigen, die eine Grippe auf diese übertragen könnten wie Mediziner oder Pflegepersonal (2007, 334). Auch schwangeren Frauen wird empfohlen sich vorsorglich impfen zu lassen. Eine Erkrankung könnte Frau wie auch Kind Schaden zufügen.

Die große oft unterschätzte Gefahr bei der Arbeit im medizinischen oder pflegerischen Bereich ist die Übertragung von Krankheitserregern, die für einen selbst, da man entweder ausreichend geschützt ist durch eine Impfung oder über ein gut funktionierendes Abwehrsystem verfügt, nur kaum bzw. nicht stark erkranken lassen. Bei der Verrichtung seiner täglichen Arbeit lauert dann die Gefahr der Übertragung dieser Erreger auf den Patienten, welcher durch seinen Aufenthalt in einer medizinischen Einrichtung meist durch Krankheit oder Gesundheitsschädigung bereits geschwächt ist. Da medizinisches Personal sich darüber bewusst sein sollte, was es durch ein solch unvorsichtiges Verhalten anrichten könnte, ist es auch für diese Personengruppe sinnvoll, sich präventiv impfen zu lassen.

Ansonsten gesunde Menschen sind nach Robert-Koch-Institut zu ungefähr 90% vor einer Infektion bei vorheriger Impfung geschützt (Februar 2008). Faktoren wie die Antigenvariabilität führen dazu, dass man keinen hundertprozentigen Schutz erreichen kann, die ungewisse Variable wie das Virus sich dieses Jahr wieder verändert, kann bisher nicht weiter minimiert werden, was die Grippe auch in und trotz der heutigen Tage der technischen Moderne und des wissenschaftlichen Fortschritts noch zu einer als äußerst gefährlich eingestuften Infektionserkrankung macht.

Kapitel 5: Fazit und Schlussfolgerungen

Eine Grippeepidemie wie von der neuen Braunschweiger (27.April 2008) befürchtet, ist durch das Verhalten und das Variieren des Virus' durchaus denkbar. Dennoch sollte man jetzt nicht in Panikattacken verfallen, sondern sich überlegen, was man selbst außer einer Impfung für Vorsorgen treffen kann. „Gesundheit und Krankheit sind (…) ein allen Menschen vertrautes Phänomen" (Filsinger/Homfeldt 2005, 705), doch sollte man auch selbst versuchen einer Krankheit vorzubeugen und nicht hoffen, dass sie nicht eintrifft.

Das Robert-Koch-Institut darauf hin, dass man auch selbst Sorge tragen kann, dass eine Krankheit nicht weiterverbreitet wird, indem man den Mund und die Nase beim Niesen oder Husten bedeckt und eine sorgfältige Händehygiene beachtet (Februar 2008). Influenza wird wie bereits erwähnt durch die Tröpfcheninfektion übertragen, durch das Beachten solcher einfacher Dinge und täglicher Hygiene ist eine Verbreitung geringer, als wenn man sämtliche Vorsichtsmaßnahmen in den Wind schlägt und somit potentiell jeden Menschen seiner Umgebung anstecken könnte.

Auch eine jährliche Auffrischung der Impfung kann eine Erkrankung abwenden, zu 90% sind die gesunden Menschen dann immun gegen eine Infektion, was ein enormer Vorteil ist denen gegenüber, die sich nicht geimpft haben, dennoch kein absoluter Schutz, was man nicht vergessen sollte. Speziell die Personen, die einer der Risikogruppen angehören, sollten sich unbedingt impfen lassen. Ihr Organismus kann nicht unbedingt selbst eine spezifische Immunantwort geben, da ist einmal pro Jahr impfen ein geringer Preis gegen das eigene Leben.

Alles in allem ist eine Erkrankung am Influenza-Virus sehr ernst zu nehmen und man sollte unbedingt Vorsicht leisten, einen Arzt konsultieren und zudem vermeiden, dass man sein soziales Umfeld auch noch infiziert und den Virus somit epidemisch verbreitet. Das Virus ist als äußerst gefährlich eingestuft, hat eine rasante Verbreitung und kann tödliche Folgen haben, weswegen es nicht als harmloser Schnupfen abgetan werden sollte. Auch eine Vorbeugung durch Impfung ist sehr zu empfehlen.

LITERATURVERZEICHNIS

Zeitschriften:

Leute, B.: „Das Chaos wäre unvorstellbar". In: Neue Braunschweiger (Hrsg.),
  Heft Nr. 17, Jahrgang 46. Braunschweig 2008[174949].

Literatur:

Büntig, K.-D. / Karatas, R.: Deutsches Wörterbuch.
  Chur(Scheiz) 1999.

Cornelsen & Oxford University Press (Hrsg.): Das Oxford Schulwörterbuch. English-
  German, German-English. Berlin 1996.

Filsinger, D. / Homfeldt, H. G.: Gesundheit und Krankheit.
  In: Otto, H.-U. / Thiersch, H. (Hrsg.): Handbuch. Sozialarbeit Sozialpädagogik.
  München/Basel 2005[3], S. 705–715.

Franzkowiak, P./Wenzel, E.: Gesundheitserziehung und Gesundheitsförderung.
  In: Otto, H.-U. / Thiersch, H. (Hrsg.): Handbuch. Sozialarbeit Sozialpädagogik.
  München/Basel 2005[3], S. 716-722.

Gutzwiller, F. / Paccaud, F.: Sozial- und Präventivmedizin. Public Health.
  Bern 2007[3].

Langenscheidt: Großes Schulwörterbuch Lateinisch – Deutsch.
  Berlin und München 2001.

Pschyrembel, W.: Pschyrembel Klinisches Wörterbuch.
  Berlin/New York 2004[260].

Schadé, Prof. Dr. med. J.P. (Hrsg.): Lexikon Medizin und Gesundheit.
  Köln 2001[11].

Schwarzer, W. (Hrsg.): Lehrbuch der Sozialmedizin. Für Sozialarbeit, Sozial- und
  Heilpädagogik. Dortmund 2002[4].

Waller, H.: Sozialmedizin. Grundlagen und Praxis.
  Stuttgart/Berlin/Köln 2002[5].

Wendt, C. / Wolf, C. (Hrsg.): Soziologie der Gesundheit.
  Wiesbaden 2006.

Wissenschaftlicher Rat der Dudenredaktion (Hrsg.): Duden. Die deutsche
  Rechtschreibung. Mannheim/Leipzig/Wien/Zürich 1996[21].

Internet:

Kassenärztliche Bundesvereinigung: Bekanntmachungen: Beschluss des
Gemeinsamen Bundesausschusses über eine Richtlinie über
Schutzimpfungen nach § 20 d Abs. 1 des Fünften Buches Sozialgesetzbuch
(SGB V) (Schutzimpfungs-Richtlinie/SiR). Deutsches Ärzteblatt 2008.
http://www.aerzteblatt.de/v4/archiv/artikel.asp?src=suche&id=58506
Schoeller, A. E.: Pandemieplanung. Probe für den Ernstfall. In: Deutsches Ärzteblatt
2008.
http://www.aerzteblatt.de/v4/archiv/artikel.asp?src=suche&id=58469
Paul-Ehrlich-Institut (Hrsg.): Influenza-Impfstoffe (Impfstoffe gegen die Grippe).
8.3.2008.
http://www.pei.de/DE/arzneimittel/impfstoffe/influenza/influenza-node.html
Robert-Koch-Institut (Hrsg.): Influenza. RKI Ratgeber Infektionskrankheiten.
Merkblatt für Ärzte. Februar 2008.
http://www.rki.de/cln_049/nn_471916/DE/Content/Infekt/EpidBull/Merkblaetter/
Ratgeber__Mbl__Influenza.html#doc200212bodyText15

Bild:

Lange E. / Vogel, GE: Influenza – Klinik, Virologie, Epidemiologie, Therapie und
Prophylaxe. Berlin 2004[2].